NOUVELLES CAUSERIES

SUR

L'ART DENTAIRE

J'ai cru devoir permettre à quelques amis de
se tailler des prospectus dans mes premières
CAUSERIES SUR L'ART DENTAIRE ; mais me
voyant effrontément pillé chaque jour par des
gens avec lesquels je n'ai aucune relation et pour
lesquels je ne professe aucune estime, je déclare
que désormais je poursuivrai rigoureusement tout
plagiaire.

Aug. Caron DORIGNY.

NOUVELLES CAUSERIES

SUR

L'ART DENTAIRE

PAR

Aug. C. DORIGNY

QUATRIÈME ÉDITION

BOURGES

IMPRIMERIE ET LITHOGRAPHIE DE A. JOLLET

2, RUE DES ARMURIERS, 2

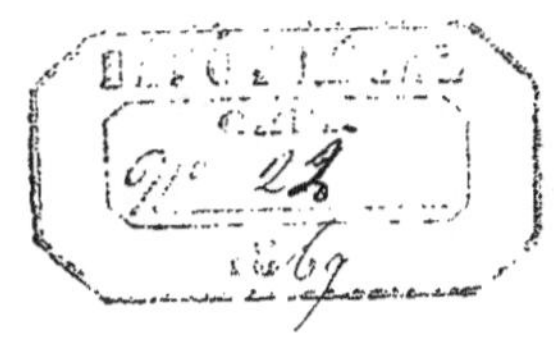

Ridentem dicere verum

Quid vetat ?

« Je réponds aux lettres anonymes par celle-ci imprimée, n'ayant d'autres moyens de la faire parvenir à mes correspondants, » disait Paul-Louis Courrier, le vigneron de la Chavonnière.

Dieu merci, je ne reçois pas de lettres anonymes, et je n'ai guère qu'à me louer de l'urbanité de mes correpondants ; mais comme le nombre en est devenu considérable, surtout depuis que la presse a bien voulu s'occuper de mon petit livre, *Causeries sur l'Art dentaire*, et que tout mon temps serait absorbé dans des réponses individuelles, je réponds ici à tous par cette lettre imprimée.

Les dents artificielles sont donc indispensables ?
On peut donc manger avec ?
Pourquoi vous adressez-vous de préférence aux femmes ? etc., etc.

Telles sont les principales questions qui me sont posées.

Les dents artificielles sont indispensables, dès que quelques-unes de nos dents font défaut ; malheureusement beaucoup de personnes n'ont recours à la prothèse que lorsque les dents apparentes viennent à manquer. C'est un tort, il faut y recourir lorsque les molaires disparaissent.

Je l'ai dit et redit : dans notre système dentaire si admirablement disposé, à chaque dent est dévolu un rôle spécial ; les incisives et les canines coupent et divisent les aliments que broient et triturent les molaires. Essayer de faire jouer aux incisives un rôle que leur forme ni leur leur position ne peuvent leur permettre de remplir, autrement dit essayer de mâcher avec, c'est les vouer à une destruction précoce, c'est condamner à l'état morbide ses fonctions digestives.

Les gens qui s'obstinent à répudier les dents artificielles se condamnent à passer à côté de la santé.

Croire que les gencives s'endurciront à la longue au point de permettre une mastication suffisante est une erreur grossière, une déplorable naïveté; c'est demander l'aumône aux Céramiques.

Généralement, le seul motif de leur répugnance, c'est qu'ils ont vu des personnes qui, après s'être fait faire un dentier, renonçaient à son emploi.

Quelle logique ! c'est là raisonner comme un homme qui s'abstiendrait de toute nourriture de peur d'absorber des mets empoisonnés. Les gens qui renoncent à leurs dentiers se sont adressés à des praticiens inhabiles et sans conscience; mais combien, à côté de ces personnes désenchantées, trompées, en rencontre-t-on qui ont une reconnaissance sincère et sans bornes pour le dentiste qui les a dotées de pièces avec lesquelles elles mâchent parfaitement et grâce auxquelles elles ont recouvré la santé.

Pour mon compte, mes correspondants me font plaisir lorsqu'ils me demandent si l'on peut manger avec mes dentiers. Dans les départements du Cher, de la Nièvre et de l'Indre, j'ai posé, en moins de six ans, plus de six mille dentiers, mes correspondants ont donc dû dîner souvent avec des personnes qui portent des dents posées par moi. S'ils ne s'en sont pas aperçu, c'est que l'usage fonctionnel de ces dents est des plus faciles, et que leur adaption est si bien opérée, que le regard ne peut découvrir l'artifice.

Il n'est guère permis d'affirmer que tel art ou telle science sont arrivés à l'apogée de la perfection : *usque huc venies et non procedes amplius* — et cependant notre conviction est que la prothèse, telle qu'elle est pratiquée aujourd'hui, est la dernière expression du progrès.

Pourquoi m'adressai-je plutôt aux femmes qu'aux hommes ?

C'est que les dents artificielles ne sont pas d'une nécessité absolue seulement pour la santé, elles sont encore indispensables au point de vue de la beauté.

Il nous est arrivé cent fois de fournir des dentiers partiels à des personnes qu'une mastication défectueuse et imparfaite avait tellement étiolées et amaigries, qu'*on aurait presque compté leurs dents restantes à travers leurs joues*. Deux mois après, elles paraissaient avoir dix ans de moins et avaient recouvré en partie l'embonpoint qu'elles possédaient avant la perte de leurs dents.

La barbe et les moustaches permettent à l'homme de dissimuler les ravages produits dans la face par la perte des dents ; la barbe sert à masquer la cavité des joues, les moustaches l'étirement des lèvres, la déformation de la bouche, à cacher encore des dents ébréchées ou souvent aussi noires que si elles étaient recouvertes de taffetas d'Angleterre.

La délicatesse de la beauté de la femme triple et quadruple les défectuosités qui résultent dans son visage de l'absence des dents, et la femme ne peut avoir du matin au soir à la main, et en toute saison, l'éventail ou le mouchoir qui lui rendraient le service que les moustaches rendent à l'homme.

On oublie trop généralement que le temps n'est pas le seul ennemi qui vienne nous priver de cet organe indispensable Des accidents quotidiens démunissent de leur ornement le plus précieux les bouches les plus fraîches et les plus souriantes.

Combien de fois la maternité, l'allaitement, coûtent à une jeune femme une ou deux de ces dents saines et blanches dont elle est si fière avec juste raison! Combien de fois la *gengivite*, cette maladie qui commence à peine à pouvoir être combattue, fait-elle tomber les dents d'une jeune fille, perle à perle !

Eh bien! à celles-là surtout, ne devons-nous pas dire que grâce aux récents progrès de la prothèse, rien n'est plus facile à combler que ces vides malencontreux qui les désespèrent.

On ne raille plus aujourd'hui les personnes qui adoptent les dents artificielles.

Raillerait-on un vieillard dont la santé est liée à l'emploi de ces dents? Ce serait méchanceté et niaiserie. — Une jeune femme dont un accident ou la maladie a décomplété la beauté? Ce serait mauvaise foi et ingratitude.

Un homme de cœur ne les raillera jamais, car il sait qu'il serait, en semblable cas, le premier à conseiller l'adoption de ces dents à son père, à sa femme ou à sa sœur.

Mais bien mieux, voyez passer dans la rue, sur une promenade, dans un jardin public, une femme dont l'élégance, le maintien, la beauté, entraînent les sympathies, si derrière vous une voix laisse tomber ces mots : *Elle a de fausses dents*, loin qu'une pensée moqueuse vous vienne à l'esprit, vous vous retournerez affligé vers l'indiscret et votre regard le traitera d'imbécile.

Les raillés, au contraire, sont ceux qui veulent braver l'opinion et l'usage : ceux là sont généralement des gens d'une intelligence... très quelconque.

Il m'est arrivé de rencontrer parfois des maris qui me

disaient : « Ma femme est encore jeune, elle a deux dents de moins au milieu de la bouche, mais ça m'est bien égal. »

Je n'ai jamais voulu scruter la raison qui faisait ainsi parler un homme. S'il n'est pas sincère, un triste motif le guide; s'il est sincère, alors entre un idiot et lui, il y a si peu de différence, que ce n'est pas la peine d'en parler.

Rarement nous avons entendu tenir à la femme un semblable langage, — parfois cependant à quelques deshéritées, — quelques écarts de la nature, — à qui, en effet, une ou deux dents de plus ou de moins n'auraient guère apporté de modifications dans leur laideur.

Les femmes vêtues de blanc craignent les taches, les balayeuses ne les redoutent pas.

Je ne sais pas si ces malheureuses créatures-là ne se trouvent pas même mieux telles qu'elles sont, c'est-à-dire édentées.

Les crétins, les goîtreux du canton de Vaud étaient de bonne foi lorsque, voyant passer un voyageur beau, admirablement pris et plein de santé, ils s'écriaient : *Le bel homme ! quel malheur qu'il n'ait pas un goître !*

La femme qui se respecte ne consentira jamais à étaler le triste spectacle d'une dent ébréchée; elle sait que c'est là une infirmité ridicule.

Si vous avez un ami borgne, dit le moraliste, *regardez-le du côté où il a son bon œil,* et cela peut se faire à la rigueur; mais la femme dont la bouche est crénelée comme une tour féodale ou veuve de ses incisives voit les regards de ses amies fatalement attirés par ce vide grotesque, par cette infirmité qui n'a jamais éveillé qu'une commisération moqueuse.

Reviendrons-nous encore ici sur l'utilité des dents au point de vue de la prononciation.

« Les mâchoires n'existent que pour et par les dents ; —
que les dents soient enlevées, les os maxillaires perdent la
plus grande partie de leur hauteur. — Or, les arcades dentaires affaissées, le son ne frappe plus la voûte palatine,
qui se trouve effacée ; la voix perd sa vibration, les mots ne
sont plus accentués, la parole devient embarrassée, filan-
dreuse. »

Assurément on ne saurait taxer de coquetterie MM. les
ecclésiastiques, eh bien ! chaque jour, des membres du
clergé ont recours à nous ; car il suffit qu'il leur manque
deux ou trois dents pour que leur parole ne descende plus
distinctement de la chaire.

Saint Jérôme raconte qu'il s'était fait limer deux dents
pour mieux prononcer l'hébreu. Si ces deux dents lui
avaient manqué nous sommes autorisé à croire qu'il se les
serait fait remettre.

Plusieurs de mes correspondants me reprochent douce-
ment d'égayer, par des anecdotes, le cours de ces articles
qui traitent d'un sujet éminemment sérieux, qu'ils me permettent de décliner ici ces légers reproches.

— Ne soyez pas trop sérieux, a dit Salomon, de peur de
devenir stupide.

— Et la science est si souvent ennuyeuse, a dit un hu-
moriste, qu'on doit lui savoir gré d'être spirituelle. Ce mot
là me rappelle qu'un autre m'accuse de faire de l'esprit ;
si j'en fais, c'est sans le vouloir, c'est la profession qui est
cause de cela, sans doute. En effet, tous les dentistes ont
de l'esprit, si vous ne le croyez pas, demandez plutôt à
tous... à tous les dentistes.

Monsieur le Rédacteur (1),

Je regardais comme une superfétation tout article, ayant trait à l'art dentaire, dans les colonnes d'un journal où j'ai publié mes *Causeries sur les dents naturelles et artificielles.*

Mais, quelques lecteurs, qui ont suivi avec une attention flatteuse pour moi la série de ces articles, ont bien voulu me signaler plusieurs lacunes que je me propose de combler aujourd'hui.

Comme dans tout ce que j'ai écrit jusqu'ici, j'éviterai les théories ténébreuses. Point, ou le moins possible, de mots techniques, de termes scientifiques. Je ne m'adresse pas aux savants mais aux masses.

Je vais essayer de donner encore quelques conseils avec cette simplicité de forme et d'expressions que je me félicite d'avoir employée jusqu'ici. Je préfère la clarté à la profondeur. Les ruisseaux ne sont clairs, a dit Arouet, que parce qu'ils ne sont pas profonds.

Aujourd'hui tout homme intelligent est convaincu de l'indispensabilité des dents. Les difficultés de la prononciation, des digestions et la perte de la santé démontrent assez cette indispensabilité à ceux qui mâchent à vide.

La femme en est également convaincue, et sait en outre que *les dents sont derrière le sourire.*

(1) *Extrait des* Journaux du Cher *et* de la Nièvre.

Elle sait que tout prétentieux que puisse paraître l'aphorisme : — *les dents blanches sont les friandises du regard* — il n'en est pas moins vrai.

Elle sait que les dents noirâtres et cariées font supposer cette plaie qui a nom : malpropreté ; et qu'aux yeux de tout être qui se respecte, la femme malpropre n'est pas une femme.

Il vaut mieux avoir des dents noires que de ne pas en avoir du tout, ne manquera-t-on pas de s'écrier !

Assurément — il vaut mieux aussi garder un enfant morveux que de lui arracher le nez.

Mais on peut imposer à l'enfant des soins de propreté. Mais on peut rendre aux dents leur blancheur première, on peut les guérir surtout, car si elles sont noires c'est que la carie y couve, c'est que leur perte est prochaine.

Les plombages blancs américains, introduits en France depuis quelques années, ôtent aux dents cariées leurs teintes antipathiques, et comblant hermétiquement les cavités dans lesquelles se réfugie le détritus alimentaire, les préservent de la destruction.

Ce détritus dont la fermentation et la putréfaction sont activées par les acides buccaux, dote la bouche d'une fétidité lamentable, corrompt et mine en la rendant spongieuse et cartilagineuse la dentine (ivoire de la dent) jusqu'au moment où, après d'indicibles souffrances, la dent entière tombe elle-même sous le moindre effort de mastication.

J'ai dit ce qu'est la carie dentaire. J'ai expliqué qu'il n'y a ni carie, ni douleur éveillée sans attaque de l'émail par les acides.

J'ai expliqué comment, l'émail attaqué, la partie sous-jacente (dentine), infiniment plus friable, se décompose rapidement ;

Comment la douleur se développe lorsque la cloison de dentine existant entre le canal dentaire et l'air ambiant devient assez mince pour que par imbibition le nerf perçoive l'impression des acides;

Comment lorsque le nerf est à nu, la souffrance surgit intolérable.

J'ai démontré comment, dans ces différents cas, la guérison est possible, facile même. J'ai prouvé que, bien obturée, la dent malade rend les mêmes services que la dent la plus saine, et a les mêmes chances de durée Je n'ai cessé de répéter : Ne laissez jamais de cavité béante, isolez par l'obturation les parois de la cavité du contact des acides et votre dent est sauvée. J'ai recommandé de recourir à l'habileté du praticien dès le début de la carie. Une carie, c'est une tache d'huile.

Je l'ai prouvé, on s'illusionne lorsqu'on s'imagine que la douleur qui s'est manifestée dans une dent, et qui a disparu après une longue crise ne se reproduira pas. — En fait de souffrances dentaires, l'avenir c'est le passé.

Beaucoup ont ajouté foi.

Beaucoup aussi ont douté;

Pourquoi? faut-il le dire encore ?

C'est qu'ils s'étaient déjà fait obturer des dents sans succès. C'est qu'ils avaient frappé à la porte de dentistes qui exercent sans avoir fait aucune étude.

Nul n'ignore que sans subir d'examen préalable, sans produire de certificat d'aptitude, le premier venu peut, hélas! exercer l'art dentaire en France.

Cette année, dans une ville d'eaux, j'ai rencontré deux dentistes. L'un, six mois auparavant, était élève vitrier, l'autre venait de quitter le service militaire où il était resté sept ans aspirant caporal. L'élève vitrier s'intitulait profes-

seur, de prothèse. Je crois que son cours était facile à faire.
Il devait se borner à dire à ses élèves, si élèves il avait :
Regardez, et ne faites pas comme moi.

Il existe aussi des gens — surtout en province — qui
hésitent à profiter des progrès accomplis, parce que depuis
vingt ou trente ans ils se sont adressés au même dentiste,
honnête praticien dont les procédés datent du Consulat, et
qui, sur le point de prendre sa retraite, persiste à arracher,
à *limer*, à *cautériser*, à *plomber* les dents au mercure (1).

Aujourd'hui que l'on guérit les dents, et qu'on n'en arrache plus pour ainsi dire, beaucoup de dentistes de province
ressemblent à ce praticien peu chanceux qui, ne sachant
faire que les extractions, fut nommé dentiste du roi Sta-
nislas le jour où ce monarque perdit sa dernière dent.

Eh bien ! faites entrevoir à ces clients fidèles les con-
quêtes de la thérapeutique et de la prothèse, ils vous répondront : Que voulez-vous ? j'ai mon dentiste, c'était celui
de mon grand-père et de mon père, il a l'expérience pour
lui, et puis, c'est un homme si vénérable !

Vénérable ! je n'en doute pas. Je me déclare au besoin
prêt à le vénérer moi-même à l'égal de tous les monuments

(1) Il est toujours absurde de limer les dents, presque toujours de les
cautériser.

Limer, c'est enlever l'émail ; or, l'émail est la sauvegarde, la cuirasse de
la dent ; enlever l'émail, c'est ouvrir la porte à la carie.

Cautériser ; on ne cautérise plus ou l'on ne cautérise guère. Je n'admets
le caustique que lorsque le nerf est à nu. En effet, le caustique n'affaiblit-il
pas la portion restante, ne faut-il pas ruginer la dentine cautérisée ? Le caustique joue donc le rôle de la carie elle-même.

Lorsqu'il y a absence de douleur (et un ou deux pansements annihilent
la souffrance si elle existe), il suffit de nettoyer à fond la dent avariée et
d'employer un agent obturant adhésif et inaltérable.

Quant au mode de plombage au cadmium amalgamé avec le mercure, il est
rejeté d'une manière absolue, vu l'oxidation qui se produit et l'inflammation
qui, 99 fois sur 100, nécessite l'extraction.

du Père La Chaise réunis, mais pourquoi s'est-il tenu à l'écart des progrès réalisés, depuis ces dernières années, dans le domaine de l'art qu'il professe?

Quant à l'expérience — eh! que nous fait l'expérience des conducteurs de diligence à nous qui voyageons par le chemin de fer.

Les découvertes d'hier doivent profiter à la génération présente, elles seront vieilles pour la génération qui va suivre.

Je sais bien que ces lignes seront peu goûtées, et que leur logique sera niée par les dentistes septuagénaires.

Qu'importe! comme l'a si bien dit Toussenel : « Si la prétention des vieux à en savoir plus que les jeunes était admissible un seul jour, ce serait la preuve que le progrès s'arrêterait dans sa marche. »

Il y a encore la catégorie des sceptiques *quand même*, qui, sans avoir tenté le moindre essai, décrètent obstinément l'impossibilité de la guérison des dents malades. Mais qu'un bateleur vienne sur la place débiter de l'huile d'hip-popotame pour faire repousser les dents, vous verrez qu'ils courront en acheter.

Gengivite (Maladie des Gencives).

Nombre de personnes renoncent à se brosser les dents, en voyant leurs gencives engorgées, enflammées, tuméfiées, fongueuses, sanguinolentes. Elles vont consulter un dentiste. Celui-ci ne manque pas de constater que les dents sont chancelantes, et déclare qu'il y a affection scorbutique, ou gengivite, ou, etc., etc.

Quatre-vingt quinze fois sur cent, rien de cela heureusement n'existe, et le mauvais état des gencives ne résulte que de l'accumulation du tartre.

Le tartre, chacun le sait, est un sédiment calcaire qui vient se déposer au collet des dents et fait corps avec la dent elle-même.

Ce sédiment détache insensiblement la gencive de la dent et comme il est d'une rugosité prononcée, la gencive portée contre ses aspérités durant le travail de la mastication, ou même par la langue, en parlant, se blesse, saigne, et le sang stagnant entre la gencive et la paroi externe de l'alvéole, la purulence s'établit.

Puis le tartre augmentant chaque jour de volume, agissant sur la dent comme le cric agit sur les fardeaux, la soulève, la pousse peu à peu hors de l'alvéole, et finit par l'expulser s'il n'est apporté une médication prompte.

Je ne viens pas nier la gengivite expulsive, elle existe sous l'influence des scrofules et de l'herpétisme ; je dis seulement que quatre-vingt quinze fois sur cent elle n'existe pas là où le dentiste la reconnaît.

Si vous voulez voir disparaître l'affection qui vous inquiète, faites enlever le tartre bien scrupuleusement, et usez, pendant une huitaine, du gargarisme astringent dont je veux donner la formule due aux recherches de Marchal de Calvi.

> Alcool à 86°....... 30 grammes
> Teinture de Benjoin   5   id.
> Tannin pur........   5   id.
> Essence de Menthe.   q. s.

Une cuillerée dans un verre d'eau.

Le docteur Aussandon raconte qu'un jour à l'hôpital Beaujon un forgeron atteint d'une ophtalmie se tenait droit devant un interne qui, après examen, se recueillit gravement, donna un nom formidable et très-savant à la maladie et dicta à haute voix le traitement à suivre.

Sur ce, le chirurgien de service paraît, enveloppe d'un regard rapide l'œil enflammé du malade et dit d'un ton un peu sarcastique à l'interne qui continuait à dicter son traitement : « *Faites-moi donc le plaisir de retirer d'abord le paillon de fer que cet homme a dans l'œil.* »

Lorsque le dentiste, à l'examen duquel vous soumettez vos gencives hypertrophiées et sanguinolentes, vous parlera dès l'abord de scorbut, de gengivite et de traitement interne, rappelez-vous la formule de Marchal de Calvi, rappelez-vous surtout l'anecdote d'Aussandon.

Mais ôtez donc le paillon que cet homme a dans l'œil!

Un dernier Mot sur les Dents artificielles.

J'ai tout dit sur les dents artificielles — et j'en ai tant posé ! Le public doit être édifié sur leur durée et la commodité de leur usage fonctionnel.

Le seul système en vogue à bon droit est celui qui allie la dent minérale à la vulcanite.

Si quelques dentistes confectionnent des pièces minérales à cuvette métallique, ce n'est que pour ceux qui n'ont pas encore été mis à même d'apprécier les avantages du système américain.

Quant à l'hippopotame, cette matière jaunissante, infecte, répugnante..... comme un mauvais souvenir, il serait à coup sûr à jamais disparu s'il n'existait des gens qui, toujours à la piste d'un bon marché impossible, ne comprennent pas qu'on leur reprend en qualité ce qu'on leur diminue sur le prix.

La dent minérale montée sur vulcanite atteint cependant les dernières limites du bon marché rationnel. Plus solide, plus commode, plus durable, elle coûte juste la moitié du prix de la dent minérale montée sur métal.

Quelques personnes qui volontiers se feraient poser des dents factices hésitent encore, parce qu'elles doutent de l'aspect naturel que revêtent ces dents dans la bouche. Je leur répondrai par un mot que j'emprunte à V..., l'un de nos plus charmants chroniqueurs :

Un futur beau-père ayant cru remarquer un changement subit dans la denture de son futur gendre, changement tout à l'avantage de ce dernier, disait un jour à V... : Votre ami Paul a de fausses dents, n'est-ce pas ? Avouez-moi cela.

V..., qui ne voulut pas mentir, fit cette réponse pleine de bons sens et d'esprit : « S'il en a, l'on ne s'en aperçoit pas, c'est donc comme s'il n'en avait pas. »

∞∘⚬⊛⚬∘∞

LES DENTISTES DE LYCÉES ET DE PENSIONNATS

Je veux déclarer en tête de cette *Causerie* que je ne fais AUCUNE PERSONNALITÉ. Dans le tableau, hélas ! trop vrai, que j'esquisse, le lecteur est prié de ne voir qu'une chose : un plaidoyer contre le libre exercice de la chirurgie dentaire.

Je veux examiner aujourd'hui ce que sont généralement les dentistes de pensionnats et de lycées.

Souvent, très-souvent, il n'existe qu'un dentiste dans la ville, et naturellement il est nommé dentiste du lycée.

Quelquefois il y en a plusieurs, mais comme la moralité et la tenue sont de rigueur, le seuil des établissements honnêtes est interdit à la plupart.

Le praticien est-il habile? Le proviseur ne peut pas lui faire passer un examen (1). Avant tout, il faut un dentiste; il faut donner aux parents, sinon la sécurité, au moins un semblant.

Supposons qu'il soit habile. S'ensuit-il que les parents doivent s'endormir dans une confiance illimitée?

Pas le moins du monde.

Les honoraires (si maigres qu'ils en sont dérisoires) octroyés au dentiste du lycée l'indemnisent à peine de ses dérangements, de ses visites, visites pendant lesquelles il arrachera quelques dents de lait ou quelques racines, pendant lesquelles surtout il spécifiera les opérations qui doivent être faites. Mais ces opérations, — guérison des dents, plombages, aurifications, redressements, nettoyages, poses de dents même, — pourquoi les ferait-il gratuitement?

Il faudrait que les parents fussent d'une naïveté remarquable pour s'imaginer que de telles opérations sont faites en sus du potage.

Fâcheusement, certains proviseurs disent aux parents (qui volontiers paieraient ce qu'il faut pour que la bouche de leurs enfants fût toujours en bon état): *Ne vous préoccupez de rien, nous avons un dentiste attaché au lycée pour faire tout ce qui doit être fait.* Ces proviseurs font preuve d'un zèle intempestif, d'un zèle que nul ne leur demande.

Si le dentiste est un honnête homme, il envoie sa démission, parce qu'il n'a pas besoin de *donner* son temps et ses

---

(1) Pourquoi un examen? L'exercice de la profession est libre.

Nombre de chefs d'institution se donnent bien garde de confier leur bouche ou celles de leurs femmes et de leurs filles au dentiste qui soigne leurs élèves. Mais c'est très-mal, dira-t-on! Que voulez-vous qu'ils fassent, ils n'ont pas d'autre praticien sous la main. Après tout, ce dentiste peut, à la rigueur, arracher les dents ; sur dix il n'en manque guère que six ou sept, lorsqu'il est à jeûn, et qu'il n'a qu'*un petit reste d'hier.*

fournitures. Si c'est un pauvre diable qui croit le titre de dentiste du lycée susceptible d'accroître un tantinet sa clientèle, il feindra d'obtempérer aux désirs du proviseur, il emploiera de mauvais produits, fera des opérations incomplètes, sans durée, par cela même pernicieuses, et, avant la fin de leurs études, vous verrez les pauvres enfants avec des dents artificielles.

Même lorsque les opérations sont payées comme elles doivent l'être, combien le rôle du dentiste est-il difficile encore ? Il signale dans la bouche d'un enfant de douze ou de quatorze ans plusieurs dents malades, quatre, cinq, six parfois. Les parents avertis trouveront étrange, improbable, impossible ce délabrement des maxillaires. Mais les dents viennent de pousser, diront-ils, voilà donc un dentiste en quête de besogne.

Et le praticien qui répugne à s'exposer à d'injurieuses suppositions, qu'on n'énonce assurément pas, mais qu'on peut faire mentalement, pallie les faits, et n'ose pas déclarer toute l'étendue du mal. C'EST DONC AUX PARENTS A AMENER, SOIT AUX VACANCES, SOIT AUX JOURS DE SORTIE, LEURS ENFANTS CHEZ UN DENTISTE QUE L'ESTIME GÉNÉRALE ENTOURE ET DONT LA RÉPUTATION N'EST PLUS A FAIRE.

Ah ! si les parents savaient combien, par ces temps d'huile de foie de morue, de ferrugineux, de flanelle et de quinquina, il est difficile de soigner et de préserver des atteintes de la carie la bouche des enfants, comme ils secouraient leur insouciance !

Voyez ce qui se passe dans la plupart des couvents et des pensionnats. S'il n'y a pas de dentiste dans la ville ou si le dentiste n'a pas accepté les conditions qui lui étaient faites, les directeurs ou les supérieures mandent un praticien habitant la ville la plus voisine. Souvent celui-ci est sans renom, ou c'est un bon vieux de la tribu des endormis qui opère aujourd'hui avec les procédés de 1830 ; mais admettons que l'opérateur soit capable, il vient passer dans l'établissement cinq ou six heures, mettons douze, comment peut-il guérir et conserver des dents dont la plupart exigent des pansements consécutifs durant cinq ou six jours?

Dans certaines institutions les faits sont plus déplorables encore. Il existe des dentistes *rouleurs*, sans domicile fixe, couchant, à la nuit, dans des cabarets borgnes, qui vont, avec des instruments de pédicure, offrir leurs services de porte en porte. Fatigués de leurs obsessions, de leurs sollicitations, les directeurs ou directrices les laissent opérer. Alors ces messieurs *embaument* les dents des élèves. (Comptent-ils assez sur la bêtise humaine?) Un peu d'essence sur un brin de coton, et le tour est joué. L'opérateur encaisse et part pour ne jamais revenir. La France est grande !

Comment ces chefs d'institution se laissent-ils aller à recevoir dans leur établissement des gens qui n'offrent aucune surface, aucune garantie, aucune responsabilité. De quels droits disposent-ils ainsi de l'argent des parents? qui doivent se féliciter si ces soi-disant dentistes n'ont pas compromis à jamais les dents qu'ils ont touchées, et s'ils se sont bornés à les *embaumer*, c'est-à-dire à faire un simulacre d'opération.

L'occasion se présente, je la saisis. Je ne viens pas dire aux pères, aux mères de famille qui liront ces lignes : *Venez chez moi.* Toutes mes heures ont leur emploi, je veux la conservation, et je ne souhaite pas l'accroissement de ma clientèle. Je ne viens pas leur dire : *Venez chez moi ;* mais je leur crie : Au nom du ciel, apportez la plus grande circonspection dans le choix du dentiste chez qui vous conduirez vos enfants.

Quelle indignation ou plutôt quelle tristesse je ressens lorsque des parents venant me soumettre la bouche de leurs enfants affreusement négligée, répondent en ces termes à mes reproches : Nous les avons pourtant menés assez souvent chez le dentiste !

Le dentiste! Qu'entendez-vous par ces deux mots? J'ai peur de comprendre. N'est-ce pas à dire qu'un jour, voulant faire donner des soins à votre enfant, vous êtes allé chez un homme à la porte duquel s'étalait un écriteau portant le mot DENTISTE, et que, sans avoir pris de renseignements sur la moralité, la probité, les capacités de cet homme, vous lui avez confié la bouche, la santé de votre enfant.

Est-il vrai qu'il existe des gens capables d'agir ainsi?

Ils sont entrés dans une rue, ils ont demandé le dentiste comme ils auraient demandé le taupier.

Ah! ceux-là n'auront jamais de colère contre l'opérateur improbe ou incapable, pas plus qu'il n'auront de reconnaissance pour le praticien habile et consciencieux qui aura puissamment aidé à la conservation de la santé de leurs enfants. Quels que soient les résultats de l'opération, ceux-là n'auront ni joie ni remords, ils ont fait ce qu'ils devaient faire, ils ont conduit leurs enfants chez le DENTISTE! Ils sont allés chercher des soins sans se préoccuper de celui qui les donne; ils sont allés faire pratiquer dans la bouche de leurs enfants des opérations sérieuses, souvent dangereuses, sans regarder l'homme appelé à les faire.

N'est-ce pas attristant?

THÉRAPEUTIQUE — HYGIÈNE

« Ce n'est pas tout de vivre, l'essentiel est de se bien porter (1). » Or, il n'est pas de santé parfaite sans bonne digestion et la digestion est subordonnée à la perfection ou à la défectuosité de la mastication.

« La digestion ne commence pas dans la cuisine, » comme l'a dit un savant en belle humeur (2), mais elle commence dans la bouche. Ce n'est pas tant le choix des mets qui importe que leur complète trituration ; on ne vit pas de ce que l'on mange, mais de ce que l'on digère ; aussi les dents sont-elles les agents les plus directs et les plus actifs de la digestion.

Il est cependant si facile de conserver ses dents, de sauver les malades, de remplacer les absentes !

Quel concert d'objections ! Eh quoi ! conserver les dents ! mais c'est impossible !

Mais mon père et ma mère n'avaient plus de dents à trente ans, et chacun connaît l'influence de l'hérédité !

Moi ! mes occupations me forcent à séjourner dans des milieux humides !

Moi ! faible de complexion, j'ai passé ma vie à absorber tous les médicaments connus !

(1) Martial.
(2) Desgenettes.

Moi! j'ai l'émail des dents si friable!

Moi! je me suis exposé à de trop brusques écarts de température, j'ai eu très-chaud, puis très-froid!

Moi! mes dents sont tombées du jour au lendemain après une fièvre typhoïde!

Moi! j'ai eu ceci, j'ai eu cela.

Parbleu! chacun a son petit roman, cela va sans dire, mais il n'est rien dans toute cette litanie d'accidents qui justifie la perte des dents.

Hérédité, milieux humides, maladies, absorption de médicaments, forme et contexture des dents, chaud, froid, etc., etc., ne sont que des causes occasionnelles de carie, il n'y a dans cette énumération aucune cause directe, aucune cause première.

Le mal gît dans l'inobservation des lois de l'hygiène et surtout dans l'obstination à ne recourir au dentiste que lorsque se manifestent les douleurs.

Celui qui veut conserver ses dents soumet de temps à autre sa bouche à l'examen du praticien qu'il a élu, il va vers lui aux premiers signaux de détresse, lorsqu'une tache ou une diaphanéité inusitée fait supposer la carie, lorsque la langue ou le cure-dent révèle la formation d'une cavité.

Ah! si l'on prévoyait comme on expiera un jour son insouciance et son incurie!

Si l'on comprenait toute l'influence des dents sur la santé, sur le moral même!

On pense comme on digère, s'est écrié Cabanis.

Puis, que de dictons absurdes! que de sots préjugés!

Chaque fois qu'une personne dit à haute voix : « Je vais me faire plomber une dent, » il se trouve immanquablement un *quidam* pour répondre : « Prenez bien garde *de faire enfermer le loup dans la bergerie!*

On ne s'attendait guère
A voir le loup en cette affaire.

Que de fois avons-nous eu les nerfs crispés par cette phrase agaçante? Vraiment depuis le temps qu'on enferme ce pauvre loup dans la bergerie, il doit y être mort d'ennui.

Pourquoi donc, lorsque tout progresse dans le domaine de l'art, de la science et de l'industrie, pourquoi l'art dentaire seul resterait-il stationnaire? Plus que toute autre branche scientifique, la science dentaire a progressé; à tel point même que les praticiens qui exerçaient, il y a vingt ans, n'auraient osé rêver les résultats complets qu'on obtient aujourd'hui.

Omnia jam fient fieri quæ posse negabam.

Mais quatre-vingt-dix personnes sur cent ne peuvent encore penser à visiter le dentiste sans que cette idée n'implique une certaine somme de souffrances à éprouver.

Cette appréhension se comprenait autrefois lorsque tout le soulagement qu'on pouvait attendre venait de la clé de Garengeot, maintenant elle n'a plus de raison d'être.

Nous ne prétendons pas qu'on doive ranger le dentiste au nombre des maîtres d'agréments, mais, Dieu merci, la pitié a été introduite dans l'art dentaire, et aujourd'hui un praticien habile peut sauver les dents compromises sans éveiller la sensibilité.

Hélas, malgré cette affirmation, combien de gens souffriront toute leur vie par crainte d'une souffrance imaginaire?

Quand donc croira-t-on que les dents peuvent être guéries, obturées, aurifiées, de manière à être conservées dix, quinze, et vingt ans même?

Quand donc n'attendra-t-on plus pour réclamer les secours de l'art qu'on ait passé par toutes les stations de la douleur?

Après les ultra-timorés viennent les gens qui, lorsque le dentiste leur garantit la possibilité de guérir les dents dont ils souffrent, exigent l'extraction *quand même*.

Savez-vous derrière quel argument leur obstination s'abrite?

« Le plombage peut ne pas durer, tandis que la dent arrachée c'est une dépense une fois faite, et on n'a plus à s'inquiéter de son entretien. »

Ce n'est pas seulement leur dent qui est cariée, c'est aussi leur sens moral.

Les malheureux ne comprennent pas l'utilité des dents, et la douleur inhérente à l'extraction les effraie peu — nous avons remarqué que les souffrances physiques sont moins vives chez les deshérités de l'intelligence.

Il y a encore la grande troupe des découragés, ceux qui se disent : Ah! si je n'avais qu'une ou deux dents gâtées je courrais chez le dentiste, mais j'en ai trop de compromises!

Nous n'affirmons pas qu'on puisse conserver toutes les dents malades (pour faire un civet il faut un lièvre, pour sauver une dent il faut une dent, et si l'on ne nous apporte qu'une racine nous ne saurons reconstituer la dent) mais nous avons prouvé qu'on peut les sauver presque toutes, et en définitive, dut-on faire la part du feu, celle qui sera préservée sera toujours bien précieuse.

Nous allions oublier les gens qui nourrissent sans cesse le projet d'aller trouver le dentiste, et qui... n'y vont jamais. Ils ont le projet, n'est-ce pas déjà beaucoup?

Puissent-ils au moins n'avoir pas pour leurs enfants cette incurie coupable.

Croirait-on que souvent nous sommes appelé à soigner des enfants souffrant d'atroces névralgies produites par le mauvais état de leur bouche.

Des névralgies à des enfants !

Est-ce assez monstrueux?

La mère passe chaque jour une revue minutieuse dans sa lingerie, le père ne manque pas d'inspecter son chenil et ses boxs, mais ni l'un ni l'autre ne s'est préoccupé de la bouche de son enfant.

Nous avons vu une petite fille contrainte, par suite de crise dentaire, à se lever de table au milieu du repas.

Bast! disait le père, *ça lui vient, ça lui passe.* — Si l'un de ses chevaux eut laissé le quart de son foin au râtelier, le digne homme n'eut fait qu'un bond chez son vétérinaire.

Hygiène.

Un préjugé que nous voulons battre en brèche est celui qui fait répudier l'emploi de la brosse à quatre-vingts personnes sur cent.

Demandez-leur la raison de leur antipathie, elles vous répondront: On m'a dit que la brosse déchausse les dents, irrite les gencives, et qu'il vaut mieux se passer seulement sur les dents un mouchoir avec de l'eau pure.

Qui? ON. — Est-ce votre pépiniériste, votre architecte ou le directeur du télégraphe?

Pourquoi un mouchoir? On ne mouche pas ses dents, on les brosse.

C'est singulier, nul ne s'aviserait de parler mathématiques, astronomie ou jurisprudence sans avoir au moins quelques notions sur la matière, et le premier venu, sans y être en quoique ce soit initié, décidera, en maître, des questions les plus délicates de la médecine ou de la chirurgie dentaire.

Mille fois nous avons entendu des clients nous dire sérieusement : Monsieur, c'est l'opinion de mon faïencier, l'avis de mon tapissier et la conviction de mon professeur de danse.

Brossez vos dents, adoptez les brosses douces, dont les poils pénètreront dans tous les interstices, et usez d'une poudre veuve de matières acides.

De la poudre, et non de l'eau pure ou aromatisée, — Si vous voulez nettoyer des vitres ou des glaces vous ne prenez pas seulement de l'eau, vous vous servez de terreau, que sais-je, de blanc d'Espagne. Eh bien, la dent qui est émaillée, doit être traitée comme les corps émaillés, vitrifiés. Il faut pour bien nettoyer les dents, l'emploi d'un corps bien pulvérisé, le blanc d'Espagne (carbonate de chaux) si vous voulez, qui les débarrasse du sédiment qui se dépose sur elles.

On ne doit pas acheter ses dentifrices au hasard. Les dentistes de troisième catégorie débitent des poudres, des élixirs, des opiats chargés de matériaux acides, de crême de tartre surtout. Ces dentifrices blanchissent les dents, mais les ruinent. La vente des préparations concernant l'hygiène de la bouche doit incomber aux pharmaciens. Leurs dentifrices ne recéleront jamais quoique ce soit de nuisible, et sont vendus moins cher que chez les prétendus dentistes dont les recettes ne proviennent guère que du débit de leurs préparations pernicieuses.

Nous voulons donner ici la formule d'une poudre excellente :

Carbonate de magnésie.......	6	grammes.
— de chaux...........	6	—
Sucre de lait...............	3	—
Quinquina jaune.............	3	—
Essence menthe...........)		
Laque carminée...........)	q. s.	

Un grand nombre de personnes adoptent l'emploi d'un mélange de charbon et de quinquina ; nous n'avons rien à dire contre cette mixtion si ce n'est que fort souvent, presque toujours, une partie se glisse entre la dent et la gencive et offre au regard un liseré noirâtre d'un aspect peu réjouissant.

Encore les Dents artificielles.

Un fait pour entrer en matière :

Tout récemment une dame nous disait : Depuis cinq ans je ne fais que perdre mes dents, elles tombent sans être gâtées, presque sans me faire souffrir, et cependant depuis cinq ans je suis exactement les préceptes que vous émettez dans vos *Causeries sur l'art dentaire*. J'ai observé des soins constants de propreté, je n'ai pas laissé le tartre se former et se déposer sur mes dents, je n'ai point passé un jour sans me servir de la brosse. Vous recommandez tant leur emploi, que mes brosses me suivent partout, j'en ai six dans mon nécessaire de voyage.

Nous ne pûmes nous empêcher de sourire à l'examen de la bouche, il restait six dents, cela faisait juste une brosse par dent.

Depuis plusieurs années, en effet, cette dame avait perdu un grand nombre de ses dents, et cependant, comme elle le disait, elle avait suivi toutes nos prescriptions hygiéniques ; mais elle avait oublié le point capital, celui sur lequel nous appelons de nouveau l'attention de nos lecteurs, c'est que lorsque, par suite de carie, d'accidents ou de vieillesse quelques dents viennent à manquer, il faut sans hésiter avoir recours à la prothèse.

Quatre de vos dents ont disparu ; dans cinq ou six ans au plus, vous verrez les correspondantes frappant dans le vide se déchausser, s'allonger, s'ébranler et tomber.

C'était le cas de cette dame. Les dents qui lui restaient vacillaient dans l'alvéole, et semblaient consternées de se trouver si longues.

Aujourd'hui que le progrès de la prothèse s'est affirmé, les préventions contre les dents artificielles s'amoindrissent.

A Paris, si ce n'est dans la classe ouvrière la plus pauvre, le regard n'est plus affecté par le spectacle pénible de ces bouches démeublées, ébréchées, crénelées, si fréquemment encore rencontrées en province.

C'est qu'à Paris, vingt dentistes (sur cinq cents) savent poser des dents qui rendent presque les mêmes services que les dents naturelles, tandis qu'en province, excepté dans une dizaine de grands centres, les praticiens n'ont étudié leur art que *par contumace* ou le connaissent seulement *de réputation*.

Combien de dentistes rappellent le légendaire Calino, dont l'instruction fut interrompue juste au moment où il commençait à épeler.

Il faut que mon confrère soit bien inhabile, nous disait un jour un dentiste de N..., *puisque je m'en suis aperçu.*

Eh bien, malgré cela, ces gens là trouvent des clients. Nous avons vu souvent dans des bouches de vieillards des dentiers en hippopotame jaunis et infects, morceaux d'ivoire à peine dégrossis, ne rappelant en rien la nature, appareils informes nuisant à la prononciation et à la mastication plus qu'ils ne les facilitent.

Et les braves propriétaires de ces choses sans nom, de ces monstrueuses machines, paraissent enchantés. Ils nous rappellent ce bon Simplice accroché à la potence, qui paraissait heureux d'avoir été si bien pendu.

Nous n'essayons jamais d'éclairer ces pauvres dupes, nous les priverions d'un grand bonheur, celui d'être trompés.

Nous ne voudrions pas éveiller chez eux des remords *de confiance*.

Nous connaissons à B..... une digne dame qui possède un dentier de ce genre là, elle en est si satisfaite, elle y tient tant que de peur de l'user trop promptement, elle ne le porte que le dimanche, *quand elle s'habille*.

Afin qu'on juge du sérieux de certains praticiens exerçant dans des villes de dix, quinze et vingt mille âmes, nous voulons reproduire ici quelques enseignes visibles dans le *Cher* et dans trois départements limitrophes.

Elles valent au moins celles que cite Victor Hugo : X., *dentiste, professeur de prothèse, entreprend les chicots abandonnés par ses confrères.*

Qu'on en juge :

B....., *dentiste, arrache les dents et garantit la guérison des panaris en quarante-huit heures.*

Une autre :

B....., *dentiste, ne fait aucune opération, mais vend l'élixir des Carmes* DÉCHAUSSÉS *pour les dents qui* LE SONT.

Un autre :

Monsieur et Madame P....., dentistes, posent les osanores. Ayant chacun dans la bouche un appareil pour leur propre usage, Monsieur et Madame P....., se font un véritable plaisir de le faire fonctionner devant les personnes qui veulent bien les honorer de leur confiance.

Un autre encore :

On a pu lire longtemps sur les murs de la ville de X... l'annonce suivante :

Extraction des dents sans douleurs par ANASTASIE.

Chacun croyait à la présence d'un dentiste femelle, point — c'était un dentiste mâle qui avait entendu parler d'ANESTHÉSIE.

Enfin, toujours dans une ville du Centre, seize mille personnes peuvent affirmer que dix ou douze fois par an, le tambour de ville fait, après le roulement de rigueur, cette annonce abracadabrante :

Monsieur X....., chirurgien-dentiste, 19, rue de..... a l'honneur d'avertir le public, qu'il vient de recevoir un grand assortiment de sardines fraîches, à six sous la douzaine.

Ces choses-là ne s'inventent pas !

Croyez-vous que, dans des villes où exercent des praticiens de cette force, un dentiste honnête et sérieux ne doive pas être reçu (pardon du mot) *à bouche ouverte.*

La pose des dents artificielles nécessitait autrefois l'extraction de certaines dents et surtout des racines, il fallait *préparer* la bouche.

Aujourd'hui les dents factices se posent même sans extraction de racines, aucune sensibilité n'est provoquée, et à l'agrément de l'*aspect naturel* que revêtent ces dents viennent se joindre la solidité, la commodité, l'inaltérabilité ! Cela ne peut plus être révoqué en doute. Aussi partout où se rencontrent des praticiens habiles voit-on se généraliser l'emploi de ces dents que Balzac a si spirituellement nommées : *les dents de la légion étrangère.*

Oui, les dents factices sont adoptées par tous les édentés : par les jeunes, pour ne pas étaler aux yeux des brèches ridicules, par les gens de l'âge mûr pour conserver leurs dents restantes, par les vieillards pour mieux digérer ; seuls les imbéciles les répudient..... pour ne pas changer.

A. C. DORIGNY.

BOURGES. — IMPRIMERIE DE A. JOLLET.